PREMIERS SECOURS

AUX

CHOLÉRIQUES.

Paris. — Imprimerie de L. MARTINET, rue Mignon, 2.

CHOLÉRA MORBUS.

PREMIERS SECOURS A DONNER AUX CHOLÉRIQUES
AVANT L'ARRIVÉE DU MÉDECIN,

PRÉCÉDÉS

D'UNE INDICATION PRÉCISE DES SIGNES DE LA MALADIE,

ET SUIVIS

D'UN EXPOSÉ SIMPLE ET RAPIDE
DES MOYENS HYGIÉNIQUES ET PROPHYLACTIQUES
QUI PEUVENT EMPÊCHER SON INVASION,

PAR

LE DOCTEUR FOY.

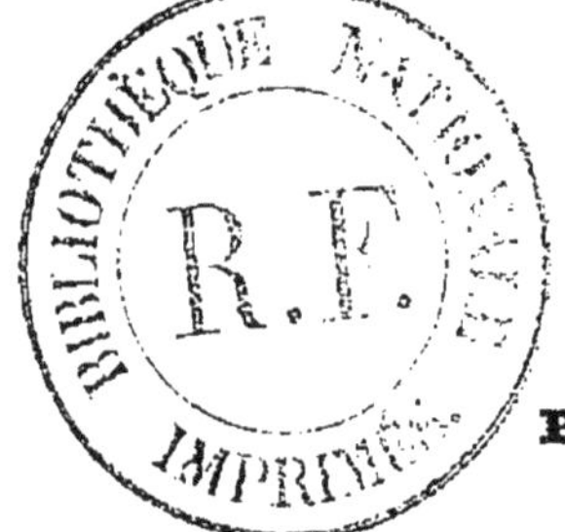

Prix : 1 fr. 25 c.

PARIS,

GERMER BAILLIÈRE, LIBRAIRE-ÉDITEUR,
17, RUE DE L'ÉCOLE-DE-MÉDECINE.

1849.

LETTRE A UN AMI.

Du fond de votre province, au milieu des nombreux et honnêtes ouvriers que fait vivre votre active et intelligente industrie ; loin des passions et des tourmentes de la ville, vous me demandez, mon vieil ami, quelques conseils, quelques avis simples, faciles à mettre en pratique, dans le cas où le choléra, où le fléau épidémique qui déjà, il y a seize ans, est venu décimer notre belle population, viendrait encore la frapper au cœur dans ce qu'elle a de plus cher, dans ce qu'elle a de plus sacré. Vous vous adressez à moi, petit parmi les petits ; à moi, médecin sans malades ; à moi, quand vous avez autour de vous de si bons, de si habiles praticiens. Je le vois, c'est votre amitié qui a dicté votre choix. Mais vous ne voyez pas, vous n'avez jamais voulu voir que votre affection seule fait mon mérite, qu'à elle seule je dois d'être reconnu capable de répondre à vos vœux, à vos désirs. Sous prétexte que deux fois j'ai vu le choléra, que deux fois j'ai pu observer ceux qui en étaient atteints, compter ceux qui en ont été victimes, vous me croyez plus à même que tout autre d'en connaître les causes, la nature, le traitement.

Tout d'abord, et du plus profond de mon cœur, je vous remercie du jugement que vous portez sur mon savoir médical. Mais combien votre cœur vous égare, et combien est grande votre erreur!

En 1831, en Pologne, sur les bords de la Vistule, au milieu d'anciens frères d'armes, j'ai vu, il est vrai, le fléau qui, de l'Inde, est venu jusqu'à nous. En 1832, j'ai vu de nouveau la même épidémie ravageant et décimant nos contrées. Mais en Pologne, comme en France, en Allemagne comme en Angleterre, les secours de la médecine, il faut bien l'avouer, ont compté un nombre bien faible de succès toutes les fois qu'ils ont été appliqués contre des cas de choléra confirmé, c'est-à-dire contre le mal arrivé à son *summum* d'intensité. Heureusement qu'il en a été tout autrement quand les secours et l'homme de l'art sont arrivés au début, au commencement du mal.

Dès le début de la maladie, en effet, les soins hygiéniques, les médicaments les plus simples, ont suffi, dans la presque universalité des cas, pour rappeler la santé et pour établir une convalescence prompte et heureuse dans sa terminaison.

Ces succès hygiéniques je vous les indiquerai; je les dois d'ailleurs à votre confiance, au désir que vous avez de m'associer à vos bonnes œuvres. Je vous ferai connaître également les médications à mettre en usage. J'insisterai sur l'application des uns et des autres, application qui doit être prompte, incessante et longtemps continuée, car dans ces trois conditions se trouve le salut du malade.

J'éviterai, dans mon entretien avec vous, les mots techniques ou scientifiques. Je le redirai plus loin, je n'écris pas ici pour les médecins; tous en savent autant et plus que moi. Vous connaissez d'ailleurs mon opinion sur les livres de médecine mis à la portée des gens du monde ; la plupart ont eu pour résultat fâcheux et regrettable de grandes erreurs populaires, des fautes irréparables. Dans ces mêmes livres on ne voit que des maladies et non des malades, on ne conseille que des médicaments et non des médications, toutes choses bien différentes.

Je vous dirai quelles préparations pharmaceutiques, quelles plantes médicinales doivent toujours avoir chez elles les personnes charitables et prévoyantes. Je vous signalerai celles de ces préparations, celles de ces plantes que les médecins eux-mêmes, ceux-là surtout qui sont les véritables amis de l'humanité, recommandent en tout temps comme faciles à employer, comme étant sans aucun danger.

Je passerai sous silence la grande multiplicité, la nombreuse variété de traitements vantés, prônés, réputés infaillibles par leurs auteurs. Agir autrement, ce serait mettre sous vos yeux la riche pauvreté thérapeutique de ces tristes et fatales époques. Vous me vouez trop d'attachement pour ne pas compter sur votre indulgence et votre discrétion, pour craindre vous voir me demander à lever devant vous le rideau qui cache les secrets et les imperfections de la médecine, de cette science, ou plutôt de cet art dont on médit quelquefois dans l'intimité, que l'on critique souvent en bonne santé, mais auquel on ne peut se refuser de reconnaître une double et puissante vertu, celle de soulager toujours, en apportant au sein des familles l'espoir et la consolation ; celle de guérir assez souvent, en plaçant les malades dans des conditions hygiéniques que le temps, l'observation et l'expérience ont fait connaître et juger, en faisant usage, enfin, dans des cas appréciables par les médecins seulement, des médicaments, peu nombreux à la vérité, mais à bon droit appelés héroïques.

Cela dit, voici le plan du travail que je vous adresse.

Tout d'abord j'exposerai les signes à l'aide desquels on pourra reconnaître le choléra. Je dirai ceux qui peuvent manquer, ceux qui sont les plus rares, ceux qui sont les plus fréquents et les plus dangereux. Je ferai remarquer qu'en temps d'épidémie les indispositions, les plus légères en apparence, ne doivent pas être négligées, car elles sont souvent le prélude d'une maladie longue et funeste.

Après les symptômes essentiels, caractéristiques du choléra, que je donnerai également, non pour les médecins qui les connaissent parfaitement, mais pour les personnes du monde, afin d'engager celles-ci à réclamer promptement les conseils et les secours de la médecine, je dirai les soins qu'il faut donner aux cholériques avant l'arrivée d'un homme de l'art. Je prouverai aux mêmes personnes par des réflexions et des faits irrécusables que le *choléra n'est pas contagieux*, et qu'elles n'ont à courir aucun danger dans leur zèle et leur dévouement pour les malades. Enfin, je terminerai par la *prophylaxie*, ou indication des lois hygiéniques à observer toujours, mais surtout dans les époques désastreuses des fléaux épidémiques.

Je termine, mon vieil ami, et je souhaite que ce petit onvrage, recommandé par vous à toutes les personnes généreuses et bienveillantes qui aiment à faire le bien pour le seul et unique plaisir de bien faire, qui pratiquent sincèrement cette fraternité chrétienne qui console et rend heureux, contribue, par son ensemble et son exécution, à arracher quelques victimes au fléau qui nous menace, au mal qui s'avance peu à peu, mais qui a beaucoup perdu de la violence qu'il avait en 1832.

Paris, le 1er janvier 1849.

F. FOY.

PREMIERS SECOURS

AUX

CHOLÉRIQUES.

CHAPITRE Ier.

Signes qui peuvent faire reconnaître le début du choléra.

Si j'écrivais ici pour mes honorables confrères, à qui je n'apprendrais rien de neuf; si je voulais traiter médicalement l'épidémie qui inquiète et frappe l'Europe en ce moment, mais qui, je le proclame hautement et avec bonheur, car c'est la vérité, est moins violente et moins meurtrière qu'il y a seize ans, je diviserais en trois ou cinq groupes ou périodes les signes, caractères ou symptômes à l'aide desquels on peut reconnaître le choléra, à son début, dans sa marche, dans sa durée et sa terminaison. J'établirais, avec les médecins anglais qui ont traité le choléra dans l'Inde, la période dite de *congestion*, celle de l'*excitation* et celle du *collapsus*. Avec les médecins européens, et surtout avec les médecins français, j'admettrais une première période, celle du *prodrôme* ou *choléra léger, cholérine;* une seconde période, celle des *évacuations*, ou *invasion*, *début du choléra;* une troisième, où l'on tient compte du froid et de l'état d'abattement dans lequel se trouve le malade : cette période constitue le *choléra grave*, *algide* ou *bleu*. Viendrait ensuite une quatrième période, celle de la *réaction*, et enfin une cinquième, dite *état comateux* ou *typhoïque*. Tel n'a pas été mon plan, telles ne devaient pas être mes intentions. Je l'ai dit dans ma lettre avant-propos, j'ai voulu donner quelques conseils, être utile aux malades qui ne peuvent avoir de suite les secours de l'art, et mettre les personnes charitables qui les entourent dans la possibilité de les assister jusqu'à l'arrivée du médecin. De là, conséquemment, de ma part, la distinction des symptômes du choléra en deux groupes : *signes précurseurs*, et *signes essentiels* ou *caractéristiques*.

Symptômes précurseurs.

On peut considérer comme étant menacées du choléra les personnes qui présentent les conditions suivantes : ennui et malaise général, visage affaissé et un peu terreux, physionomie particulière, triste et abattue; refroidissement partiel ou général, et plus ou moins prononcé; cercle bleuâtre autour des yeux, douleurs entre les épaules, dans le creux de l'estomac; diminution de l'appétit, borborygmes ou gaz circulant dans les intestins; selles plus ou moins répétées, indolores, d'abord jaunes, puis de plus en plus liquides, et enfin semblables à de l'eau ordinaire; secousses plus ou moins fréquentes dans les articulations; tremblements, picotements dans les jambes; crampes légères dans les mollets; étourdissements, tintements dans les oreilles, vertiges, mal de tête plus ou moins violent, éblouissements, dureté de l'ouïe, maux de cœur, circulation ralentie; peau humide, plus froide que d'habitude, envies d'uriner moins fréquentes. urine moins colorée qu'à l'ordinaire, presque blanche.

A ces symptômes, qui se déclarent ordinairement la nuit ou le matin, qu'il est important de bien étudier, de bien posséder afin de les reconnaître, car il est facile de s'en rendre maître (du moins dans la très grande majorité des cas), à ces symptômes, dis-je, dont la durée varie et qui manquent rarement de se manifester, que tout le monde peut attaquer en attendant l'arrivée du médecin, en succèdent d'autres beaucoup plus sérieux et beaucoup plus graves. Ces symptômes, dès leur début, exigent impérieusement la présence du médecin, car ils marchent souvent avec une grande rapidité.

Symptômes essentiels ou caractéristiques du choléra.

Étourdissements fréquents et prononcés; engourdissement dans les doigts, sensation particulière de froid dans le dos, le long de la colonne vertébrale; face décomposée, livide, terreuse, exprimant la crainte, la douleur et l'anxiété; yeux abattus ou brillants, comme effrayés, enfoncés dans leurs orbites; pommettes saillantes, joues déprimées, nez effilé, lèvres pincées, béantes, pâles ou bleuâtres.

État de la langue et de l'estomac.

Si on examine la langue du malade, on la trouve blanche ou violacée, quelquefois rouge, amincie sur ses bords, mais ordinairement humide, froide et chargée d'un enduit jaunâtre assez épais. La soif est ardente, l'appétit est nul; des douleurs plus ou moins vives se font sentir, isolément ou simultanément, dans l'estomac et dans les intestins : ces douleurs sont accompagnées ou suivies de mouvements convulsifs; puis enfin surviennent des hoquets, des vomissements.

Ce que le malade rend tout d'abord n'est, le plus souvent, que des matières alimentaires mal digérées. A ces matières succède, en quantité abondante, une liqueur parfaitement analogue, sinon semblable, à de l'eau de riz ou de l'eau de son, ou bien encore à du petit-lait mal clarifié, au *lait de beurre* des campagnes. J'ajoute toutefois, pour rester fidèle narrateur de la scène qui se passe, que la nature des vomissements est tantôt jaunâtre, tantôt verdâtre ou porracée.

Évacuations intestinales.

Les selles sont d'abord stercorales, puis elles deviennent de plus en plus aqueuses, blanchâtres, analogues à des blancs d'œufs délayés dans de l'eau, analogues aussi aux qualités physiques des matières vomies. Ces évacuations, fétides ou inodores, ont lieu sans efforts, sans douleurs et comme par fusées.

État du ventre.

Continuant l'examen du malade, on observe, comme dans la colique des peintres, la dépression du ventre. Toutefois cette dépression, qui existe quelquefois avec ou sans douleurs quand on comprime le ventre, peut être remplacée par une distension abdominale plus ou moins considérable, et complétement insensible par la pression.

État de la circulation, de la respiration et de quelques autres appareils d'organes.

Les battements du pouls sont de moins en moins sensibles au toucher; la respiration s'embarrasse, devient très difficile, très pénible, et le malade, menacé de suffocation, fait des efforts inouïs pour éloigner de son cou, de sa poitrine, ce qu'il croit devoir l'étouffer.

L'haleine est froide et inodore; l'urine n'est plus sécrétée, ne coule plus; la bile ne colore plus les matières fécales; la bouche devient sèche tant la salive afflue rare et en petite quantité; les larmes sont taries; la perspiration cutanée ne se fait plus.

La place occupée par le foie est douloureuse; la voix est altérée, affaiblie, à peine perceptible, ou bien elle est rauque et comme flûtée.

État des membres et apparition des crampes.

Les membres inférieurs sont rapprochés du tronc et tourmentés, principalement dans les mollets, de crampes souvent répétées, très douloureuses, qui arrachent des gémissements et des cris aux malades. Ces crampes, observées attentivement, simulent parfaitement sous la peau les ondulations des sangsues nageant au milieu de l'eau. Leur durée est variable, on en a vu qui se prolongeaient de une à cinq minutes. Les avant-bras, les orteils (doigts des pieds) et les doigts présentent aussi, mais moins souvent que les mollets, les crampes dont il vient d'être question. Enfin la peau des mains est rétrécie, profondément ridée, et elle rappelle très bien celle des femmes qui ont savonné toute une journée.

Abattement général.

Aux crampes ci-dessus, moins fréquentes chez les enfants que chez les adultes, succèdent un grand abattement général, une anxiété difficile à décrire et extrêmement pénible à voir. Les extrémités, ainsi qu'une grande partie de la surface du corps, sont froides, glaciales, marbrées, d'un bleu noirâtre plus ou mois foncé et comme frappées de meurtrissures. Ces caractères et l'aspect de la face sont tellement prononcés, tellement identiques et peu variables, que tous les cholériques se ressemblent, et qu'il suffit d'en avoir vu un pour les reconnaître tous. Vient-on à toucher un de ces malheureux, la sensation éprouvée est celle que produit le contact d'une grenouille sortant de l'eau ou gisant dans un milieu humide. Le contact et la sensation dont il vient d'être question ont cela de particulier, qu'ils mettent les personnes les moins habituées à voir des malades à même de constater l'existence du choléra.

Symptômes graves.

Enfin, et pour achever ce triste tableau, le malade doit-il succomber, on voit une sueur froide, visqueuse et d'une odeur aigrelette recouvrir tout son corps. Le globe de l'œil se tourne en haut de l'orbite, et le blanc seul apparaît pâle et enfoncé. Tel est l'ensemble des désordres qui frappent l'économie tout entière, et qui cependant n'atteignent nullement l'intelligence ordinaire du malade. Celui-ci, en effet, conserve jusqu'au dernier moment ses facultés morales; déjà mort en apparence, il suffit de le secouer fortement pour qu'il réponde encore aux questions qu'on lui adresse. Enfin la vie est complétement éteinte, les soins affectueux de la famille, le dévouement d'un ami, les secours de l'art ont échoué. Le cadavre se conserve quelque temps (quatre et cinq jours) sans s'altérer, sans se putréfier aussi promptement que d'habitude, et, de plus, on peut voir encore, vingt-quatre et trente-six heures après la mort, se produire dans les avant-bras, les poignets, les orteils, mais avec une force moindre, les mouvements, les soubresauts observés dans le cours de la maladie.

Réflexions.

Sans être médecin, on comprendra facilement que les signes qui viennent d'être énumérés, soit précurseurs, soit essentiels, ne sont pas toujours constants dans leur manifestation; que quelques uns peuvent être plus rares ou plus fréquents, que d'autres peuvent manquer absolument; qu'enfin, il puisse y avoir des cas où le début du choléra soit foudroyant, où les signes dits essentiels éclatent de suite, et marchent avec une grande rapidité. Ces cas, heureusement fort peu nombreux, avertissent que, dans tout état de choses, les indispositions ne doivent pas être traitées légèrement, et qu'il est sage, urgent même, surtout dans un temps d'épidémie, de prendre promptement les conseils d'un homme de l'art.

Il est bon qu'on sache encore que toutes

les constitutions, que tous les âges, tous les sexes, toutes les professions, tous les tempéraments peuvent être atteints par le choléra. Cependant la faiblesse générale, l'état habituel d'une santé frêle et délicate, les maladies qui débilitent et épuisent l'ensemble de l'économie, sont des prédispositions plus grandes qu'une santé robuste, qu'une vigueur solide. Mais ce qu'il faut surtout redouter et considérer comme conditions fâcheuses, comme devant contribuer au développement, à l'accroissement et à la propagation d'une épidémie, ce sont les grandes agglomérations d'hommes dans des espaces étroits, mal éclairés et insuffisamment aérés; ce sont encore le froid humide et la malpropreté.

Les signes qui caractérisent le début du choléra peuvent durer huit et quinze jours sans offrir aucun changement dans leur manière d'être. Cette observation, faite dans tous les lieux où la maladie a régné, avertit les malades et ceux qui les entourent de ne négliger aucune des précautions, aucun des soins qui vont être recommandés en parlant du traitement de la première période du choléra.

CHAPITRE II.

Traitement du choléra à son début.

Avant d'indiquer les premiers secours à donner aux personnes menacées du choléra, avant de confesser, d'avouer qu'il n'y a pas encore de *spécifique* connu pour ou contre cette maladie, afin de prémunir les peureux et les timides contre la *traite* ou l'exploitation des médicastres ou marchands de *préservatifs*, il est bon de dire un mot de la prétendue contagion de cette épidémie, de détruire les craintes que quelques personnes peuvent avoir encore à ce sujet, et les rassurer d'avance sur le danger qu'elles ont à courir en portant secours aux malades.

Contagion. — A son début, comme dans le cours de ses diverses périodes, le choléra n'est pas contagieux. Cette question est résolue aujourd'hui; le doute ne peut plus exister. L'observation et les faits sont d'accord, et tous militent en faveur de cette vérité : *le choléra est une maladie épidémique, non contagieuse.*

Cette maladie peut, il est vrai, devenir plus grave, plus meurtrière par le fait de l'*infection* résultant d'une trop grande *agglomération* de malades dans un même lieu, dans un lieu trop resserré; mais elle ne se communique ni par le *malade à l'homme sain*, ni par le *toucher*, ni par les *hardes*, les marchandises, l'inoculation du sang et de la matière intestinale, ni enfin par toute autre voie que ce soit, l'*infection* ou la *viciation* de l'air exceptées. Des expériences ont été faites, ont été répétées (VOIR *mes publications sur le choléra de Pologne*, et *sur le choléra de Paris*), pour vider cette grande question, et toujours les résultats ont été favorables à ce fait : *le choléra n'est pas contagieux.*

Et d'ailleurs, comment considérer comme contagieuse une épidémie qui n'attaque ordinairement que trois ou quatre personnes sur cent, qui, jusqu'alors et partout, a respecté (les exceptions sont excessivement rares) les médecins, les religieux et religieuses, les élèves, les infirmiers, tous ceux enfin qui, par état ou par dévouement, ont prodigué leurs soins aux cholériques. Au surplus, il y a très peu, pour ne pas dire aucune, de maladies dites *internes* ou attaquant l'économie générale, qui soient contagieuses; et quand les affections de ce genre deviennent graves, qu'elles se développent, se multiplient et attaquent un grand nombre d'individus, quand, en un mot, elles deviennent épidémiques, l'*infection* doit bien plus être considérée comme cause principale, essentielle, que la *contagion*. De là les avantages d'isoler les malades dans tous les temps, et l'impérieuse nécessité de le faire dans les cas d'épidémie.

Étant bien avéré, bien établi dans la science médicale, qu'il n'y a aucun danger d'approcher, de toucher, de soigner les cholériques ; étant reconnu que ce serait commettre un crime de lèse-humanité que de ne point assister son semblable dans un temps d'épidémie, quelque meurtrière que puisse être cette dernière, voici les premiers secours à porter aux personnes atteintes du choléra, avant l'arrivée du médecin, avant que le temps nécessaire pour aller chercher celui-ci soit écoulé.

Traitement moral.

Tout d'abord il faut rassurer le malade, et combattre les idées de gravité qu'il peut avoir de son état, de son indisposition. La physionomie des personnes qui l'entourent et l'assistent doit être calme et exprimer l'espoir d'un prompt rétablissement. La crainte, le découragement doivent être bannis de tous les visages. Les personnes trop faibles, très impressionnables, peu courageuses ou pusillanimes doivent s'abstenir et s'éloigner ; on remédie mal aux maux que l'on redoute, et les bonnes intentions n'amènent pas toujours après elles des résultats satisfaisants. Le calme et le sang-froid, dans les moments graves et difficiles, engendrent la volonté, l'énergie et la vigueur qu'il est nécessaire d'avoir pour lutter avec avantage contre le danger qui se présente.

Traitement préservatif.

En même temps qu'on applique ce premier traitement, qui est tout moral, qui doit être instinctif, instantané, et qui part du cœur, on fait coucher le malade dans un lit bien sec, bien chaud, afin de rappeler la transpiration, si le sujet se plaint d'un peu de froid et de frisson dans le dos, dans les membres.

Pour aider aux bienfaits du lit, on fera boire de temps en temps, tous les quarts d'heure par exemple, une tasse d'infusion chaude et légère de thé ou de tilleul, de camomille, de feuilles d'oranger, de mélisse, de menthe poivrée, de sauge ou de toute autre plante aromatique analogue : toutefois, il faut donner la préférence au thé, au tilleul, à la feuille d'oranger, que l'on trouve partout et qui sont à la portée de tout le monde en raison de leur prix peu élevé. Ces boissons préparées par *infusion*, c'est-à-dire en versant trois ou quatre verres d'eau bouillante sur une pincée de fleurs médicamenteuses, seront agréablement édulcorées avec du sucre, ou mieux avec du sirop de gomme, de guimauve, de groseilles ou d'oranges.

Un moyen bien simple, facile pour tous, peu dispendieux, de provoquer la sueur chez un malade qui se plaint d'avoir froid et d'éprouver des frissons, c'est de lui faire prendre un bain de vapeur préparé de la manière suivante : au-dessous d'une chaise à claire-voie, une chaise de jardin, par exemple, on place un vase à moitié rempli d'une forte infusion de plantes aromatiques. On fait rougir au feu une brique ordinaire, on place le malade sur la chaise, après l'avoir préalablement enveloppé d'une couverture de laine qui part du cou, dont elle fait le tour, et qui tombe à terre en faisant la cage. Le malade étant ainsi disposé et parfaitement abrité du contact de l'air, on plonge la brique rougie dans le vase contenant le liquide aromatique. Tout aussitôt une forte vapeur se dégage ; celle-ci se répand sous la couverture, enveloppe le corps, excite la peau, et détermine une sueur abondante. Il est bien entendu que la chambre dans laquelle on administrera un bain de ce genre sera chauffée par un poêle ou par une cheminée.

Le malade sera seul dans sa chambre, et entouré seulement des personnes qui devront lui donner des soins. J'insisterai plus loin sur la nécessité d'isoler les malades, sur le danger qu'il y a d'en réunir un trop grand nombre dans la même pièce.

Au malade qui se plaindra d'une soif ardente, d'une chaleur brûlante à la gorge, à l'estomac, on fera sucer quelques tranches d'orange, quelques morceaux de glace. Toutefois, on sera très modéré sur ces moyens, car ils ne sont pas toujours sans inconvénient. L'avis d'un médecin, dans ce cas, doit être demandé.

L'appétit étant diminué, on ne donnera que peu ou point d'aliments, et ceux qui seront pris ne le seront toujours qu'en très petite quantité.

Les envies de vomir, souvent renouvelées, non suivies d'effet, seront déterminées par de l'eau chaude donnée au malade par petites tasses tous les quarts d'heure. Les vomissements de couleur jaune, qui laissent une amertume prononcée dans la bouche et la gorge, n'ont aucun mauvais caractère, ne présentent pas de dangers. Il n'en est pas tout à fait de même des vomissements blancs ; ceux-là appartiennent au choléra asiatique, surtout quand ils se renouvellent souvent et quand ils sont abondants.

Les selles ou déjections alvines de même nature, c'est-à-dire blanches, souvent répétées, sortant de l'intestin par jets ou par fusées, appartiennent également au choléra épidémique. On les combat, ainsi que les vomissements, par de l'eau de riz édulcorée avec le sirop de coings, dont on donne une ou deux petites tasses toutes les huit ou dix minutes, et par des lavements d'eau ordinaire, chaude, dans laquelle on a délayé une cuillerée à bouche d'amidon.

Les évacuations stercorales, ou de matières excrémentitielles, de couleur jaune, ne doivent inquiéter ni le malade ni les assistants.

Si, au contraire, des douleurs abdominales se font sentir, ce qui est assez rare; si des vents circulent dans l'abdomen; si enfin des besoins d'aller à la garde-robe se manifestent et ne peuvent être satisfaits, ce qui peut tenir à une constipation datant de plusieurs jours, un ou deux demi-lavements additionnés de une ou deux cuillerées de gros miel ou de mélasse, seront administrés et soulageront beaucoup le malade.

Si, une fois couché, le malade ne se réchauffe pas promptement, ou si la chaleur ne se développe qu'imparfaitement, on appliquera sur les bras et sur les jambes, sur le ventre, les cuisses et les pieds, des cataplasmes chauds, placés entre deux linges et préparés avec la farine de graine de lin. On renouvellera ces cataplasmes aussitôt qu'ils commenceront à se refroidir.

Contre les secousses dans les articulations, les tremblements, les crampes dans les mollets, le froid et l'humidité de la peau, le ralentissement de la circulation, on pratiquera des frictions sur les parties malades. Ces frictions seront faites avec une brosse en drap ou étoffe de laine, ou bien avec des morceaux de flanelle bien sèche et bien chaude. La brosse ou le morceau de flanelle dont on se servira pourra être imprégné d'une liqueur aromatique spiritueuse, telles que l'eau de Cologne, l'eau de mélisse des Carmes, l'eau-de-vie camphrée, l'eau vulnéraire blanche ou rouge. Enfin, pendant tout le temps que dureront les frictions, les précautions les plus grandes devront être prises pour soustraire le malade à toutes les causes ou chances de refroidissement.

On combattra les éblouissements, les tintements d'oreilles, les vertiges, par des cataplasmes très chauds, appliqués à nu et en forme de bottines au bas des jambes et autour des pieds.

Enfin les envies et les difficultés d'uriner seront de beaucoup diminuées par les boissons qui ont été indiquées plus haut, et que l'on donnera en aussi grande quantité que possible.

Traitement des cholériques réunis en plus ou moins grand nombre.

Je termine ici l'indication des secours à donner à un malade atteint du choléra. Aller plus loin, ce serait toucher au traitement de la maladie arrivée à une période plus avancée; ce serait entrer dans le domaine de la médecine, empiéter sur les droits des hommes de l'art, et tels n'ont point été ni mon but ni mes intentions. Encore une fois, je ne dois et ne veux donner aucune formule, faire aucune prescription médicale proprement dite. Je craindrais d'ailleurs de mettre dans l'embarras les personnes auxquelles je m'adresse, et compromettre les malades. En effet, on peut avoir, je parle des gens du monde, beaucoup de zèle, beaucoup de dévouement, d'instruction même, et manquer des connaissances nécessaires pour choisir avec justesse, avec discernement parmi les recettes et les médicaments recommandés dans le traitement du choléra, ceux qui sont le plus convenablement applicables.

Je ne dirai rien non plus des soins et des traitements à donner aux cholériques placés dans les hôpitaux, les hospices, les colléges, les pensions, les prisons et autres lieux d'encombrement. Là des médecins habiles, faisant chaque jour la visite et le service des salles ou des infirmeries, rien de ce qui est nécessaire, utile, indispensable, ne saurait être négligé ou oublié.

Mais je ne manquerai pas de dire comment on doit traiter les cas de choléra qui peuvent être observés en plus ou moins grand nombre à la fois, dans une fabrique, une manufacture, au sein d'une famille, etc., isolées de tout secours médical. Le premier soin à avoir dans les circonstances de ce genre sera tout d'abord, d'isoler les malades les uns des autres, non à cause de la contagion, qui n'est pas à craindre, comme je l'ai déjà affirmé, mais en raison de l'*infection* qui pourrait résulter d'un trop grand nombre de malades réunis à côté les uns des autres, *infection* qui aurait pour résultat fâcheux d'augmenter la gravité du mal, et peut-être d'en engendrer un autre tout aussi grave, c'est-à-dire le typhus. Une autre raison qui doit encore déterminer la séparation, l'isolement des malades, c'est celle qui découle de l'intégrité des facultés intellectuelles, intégrité conservant toute l'impressionnabilité des sujets, plaçant ceux-ci sous l'influence des scènes déchirantes qui peuvent avoir lieu, et rendant, par conséquent, plus long, plus difficile le retour à la santé.

Maintenant les cholériques étant isolés, couchés, sinon séparément chacun dans un lit et une salle, du moins en très petit nombre dans un local suffisamment spacieux et aéré, on donnera à chacun d'eux les soins que j'ai indiqués plus haut. On surveillera scrupuleusement l'assainissement des locaux occupés par les malades. Les moyens de propreté, de désinfection ne seront pas ménagés, surtout après chaque évacuation, soit de l'estomac, soit des intestins. Aucune déjection, soit stomacale, soit alvine ou stercorale, quelque minime qu'elle soit, ne devra séjourner dans la chambre ou autour du malade. Des pièces de toile de diverses grandeurs, des serviettes, des couvertures de laine, des morceaux de flanelle, devront être réunis en nombre suffisant pour fournir à tous les besoins.

Comme moyens désinfectants, on devra préférer les chlorures alcalins en poudre ou liquides. Les premiers, déposés par une ou deux cuillerées dans des vases peu profonds (tasses, assiettes, etc.), et arrosés d'un demi-verre de vinaigre, seront placés, au nombre d'un ou de deux, dans une chambre ordinaire. Les seconds serviront à arroser les objets de literie, le plancher des appartements, les escaliers de la maison, les lieux d'aisances, etc., suivant les besoins.

Parmi les nombreux procédés mis en usage pour réchauffer les cholériques en ranimant la circulation, il en est quelques uns qui méritent d'être rappelés. Je veux parler des briques chaudes enveloppées dans des morceaux de flanelle, des sachets de cendre, de sable ou de grès pilés, desséchés et également chauffés, que l'on place le long du corps, sous les aisselles, aux pieds, entre les cuisses et les bras. Mais, pour que tous ces moyens de calorification réussissent, il est important que le froid cholérique ne soit pas porté trop loin; en d'autres termes, il ne faut pas que le corps du malade soit arrivé à cet état glacial qui caractérise si étrangement la maladie, et qui est l'indice certain d'une cessation complète dans la circulation, soit capillaire ou périphérique, soit générale ou intérieure. En pareil cas, compter sur ces moyens, comme sur celui qui consistait à étendre des morceaux de flanelle le long de la colonne vertébrale, à promener dessus des fers à repasser fortement chauffés, c'est avoir une illusion dangereuse, c'est perdre un temps précieux. En effet, comment avoir l'espoir de ramener du dehors au dedans une chaleur éteinte à l'intérieur par le fait de l'interruption des fonctions respiratoires et circulatoires, fonctions qui, à elles deux, constituent l'appareil calorifique par excellence? Je le répète, cet espoir est un leurre, et croire à l'efficacité d'un moyen semblable c'est tomber dans une erreur funeste.

De ce qui vient d'être dit il résulte qu'il vaut mieux réchauffer les malades de l'intérieur à l'extérieur, en leur faisant boire chaudes des tisanes avec des fleurs ou plantes qui ont été désignées plus haut, et seconder l'action de ces boissons par des bains chauds, des cataplasmes de farine de lin appliqués chauds sur diverses parties du corps; ou bien, entourer celui-ci de bouteilles ou boules d'étain remplies d'eau chaude, de sachets de cendres, de sable ou de grès préalablement chauffés.

CHAPITRE III.

Convalescence.

Bien que la convalescence du choléra doive être dirigée par un médecin, je dirai quelque chose, plutôt hygiénique que médical, des précautions à prendre dans le temps qui s'écoule entre la fin de la maladie et le rétablissement de la santé.

La convalescence du choléra n'est pas une chose de peu d'importance. Penser autrement, ce serait se tromper beaucoup. En effet, le temps qui s'est passé entre la fin de la maladie et le rétablissement complet de la santé a été souvent très long; quinze jours, trois semaines, un mois seulement de convalescence ont été les cas les plus heureux et tout à fait exceptionnels. On ne saurait donc abandonner trop tôt les soins médicaux et les précautions hygiéniques qui ont été recommandés, les uns comme moyens de guérison, les autres comme moyens de préservation.

Abandonnant au médecin la prescription et la direction des moyens curatifs, je me bornerai à dire, que la faim insupportable qui se fait sentir après la cessation des symptômes du choléra simple ou léger, et ceux du choléra bleu ou confirmé, doit être combattue modérément, peu à peu, par des repas peu copieux, de facile digestion et souvent répétés. Quant au choix des aliments, on consultera le goût et l'appétence de l'estomac, on tiendra compte des désirs du malade, on sera fidèle enfin à cet axiôme gastronomique, à savoir : *Que l'on digère toujours très bien ce que l'on mange avec plaisir.*

La faim dont il vient d'être question est-elle au contraire remplacée par un défaut d'appétit dû à l'abstinence prolongée à laquelle le malade a été condamné ; l'estomac, frappé d'une grande débilité, supporte-t-il difficilement le peu d'aliments qu'on lui donne ; son travail de digestion est-il lent et paresseux ? On nourrit le convalescent, qui, je le suppose, n'éprouve d'ailleurs aucune nausée, aucune envie de vomir, et n'a point de constipation, avec du lait coupé avec un peu d'eau de Seltz, puis avec du lait pur, des potages gras, des viandes blanches, des viandes rôties; on coupe le vin, qui doit être vieux et de bon cru, celui de Bordeaux de préférence, avec de l'eau gazeuse. Après le repas, on conseille l'exercice modéré, la conversation agréable, et peu à peu la santé se rétablit, se consolide.

Si des nausées, des envies de vomir, une constipation opiniâtre ou une diarrhée abondante existaient, ce qui expliquerait le défaut d'appétit, la faiblesse dans laquelle languirait le malade, on devra prendre conseil d'un homme de l'art et ne rien négliger de ses prescriptions, car il n'a pas été rare de voir le choléra se renouveler plusieurs fois, à des époques plus ou moins éloignées les unes des autres, et attaquer de nouveau des malades à peine rétablis.

Est-il besoin d'ajouter que la convalescence du choléra, pour assurer le retour de la santé, exige des précautions incessantes contre le froid, l'humidité, la malpropreté, les changements brusques de température, le passage subit du chaud au froid, les excès, les passions, les impressions morales désagréables? Déjà, toutes ces recommandations ont été faites, et elles doivent être considérées comme d'excellents moyens préservatifs. Se coucher de bonne heure, dans un lit bien sec et bassiné en hiver, se lever en prenant des précautions contre le froid, habiter une chambre bien aérée, point humide, suffisamment grande; éviter les grandes réunions; se couvrir d'habits plutôt un peu chauds que trop légers; activer les fonctions de la peau par des bains chauds, par des frictions sèches ou humides faites, les premières avec des brosses douces, les secondes avec des liqueurs aromatiques, insister sur ces dernières; si quelques douleurs, quelques crampes se font sentir dans les membres; enfin éviter la constipation par des injections émollientes dans le rectum, combattre les maux de tête par des bains de pieds préparés avec l'eau chaude, une poignée de cendres, de sel de cuisine ou de farine de moutarde, telles sont, avec ce qui précède, les règles de l'hygiène et du régime à suivre dans la convalescence du choléra.

Enfin, et c'est par là que j'aurais dû commencer mes conseils touchant la convalescence du choléra, les malades qui présenteront quelques uns des signes qui amènent le retour de la santé, signes qui sont les suivants : vomissements de moins en moins fréquents, de plus en plus colorés et amers ; selles moins abondantes, plus rares, plus consistantes, plus foncées en couleur ; crampes et douleurs plus rares ; retour lent et progressif de la chaleur de la peau ; apparition d'une sueur douce et tiède, pouls plus fort et plus sensible, besoin et facilité d'uriner ; visage plus affaissé et moins anxieux, voix plus forte et plus prononcée, mouvements partiels et généraux plus calmes et plus réguliers ; les malades, dis-je, qui présenteront cet état, cet amendement heureux et plein d'espoir, seront tout aussitôt séparés des autres, afin de les mettre à l'abri des rechutes qui ont été observées et signalées par un assez grand nombre de médecins, soit en France, soit dans d'autres pays.

CHAPITRE IV.

Conseils, prophylaxie ou moyens à mettre en usage pour se préserver du choléra.

Opinions diverses sur la nature et les causes du choléra.

Que les médecins ne soient pas tous d'accord sur la nature, sur les causes et le mode de propagation du choléra ; que quelques uns doivent encore considérer cette maladie comme une inflammation interne du tube digestif, comme une irritation *sécrétoire* des membranes muqueuses gastro-intestinales ; que d'autres l'attribuent à un poison agissant principalement sur les muqueuses digestives et sur la moelle épinière ; que ce soit en un mot un empoisonnement miasmatique, ou bien une altération des humeurs, altération due à un dérangement profond survenu dans les fonctions respiratoires et nerveuses ; qu'au contraire, la majorité des praticiens partage, comme il y a seize ans, cette opinion : *Le choléra est dû à un principe vénéneux qui, mêlé avec l'air atmosphérique et le sang dans les poumons, va porter l'altération dans toute l'économie.* Peu importe au travail que je publie aujourd'hui, peu importe également au but que je me suis proposé, de savoir si le principe vénéneux, admis ou supposé, se dégage du sol ou des eaux, ou s'il est engendré par un défaut d'équilibre entre les fluides électrique et magnétique répandus dans la nature. La chose importante ici c'est de convenir que le choléra est une maladie nouvelle, inconnue jusqu'alors dans les fastes de l'art; que cette maladie agit en diminuant l'action vivifiante du système nerveux sur les autres systèmes, sur les divers appareils, sur les organes de l'économie; que tous, ou presque tous, nous avons éprouvé son influence, mais à des degrés très différents, et qu'elle ne se développe entièrement que dans des conditions spéciales, particulières, difficiles à bien préciser. Aussi, quel champ vaste de suppositions n'a-t-on pas parcouru? quelles explications n'a-t-on pas données? quelles théories n'a-t-on pas établies! Le froid, le chaud, le sec, les courants d'air, les aliments, des animalcules suspendus dans l'air, etc., etc., ont tour à tour été considérés comme la cause du choléra. Je ne discuterai aucune de ces opinions qui toutes, prises isolément, n'ont pas eu grand succès; je préfère arriver à l'examen des conditions physiques et morales qui prédisposent aux épidémies. Ces conditions, la science médicale va nous les fournir. Elle sait, en effet, cette science, appuyée sur l'hygiène, la plus belle partie d'elle-même, que les grandes et fréquentes variations atmosphériques, que la chaleur ou le froid, réunis à l'humidité, que les pluies abondantes et de longue durée, la malpropreté, les agglomérations d'hommes, le séjour des malades dans des demeures étroites, où l'air se renouvelle rarement ou difficilement, sont des conditions mauvaises en tout temps, plus mauvaises encore dans les temps d'épidémie. Elle signale aussi comme cause d'insalubrité les eaux croupissantes, le fumier infect qui séjourne et fermente devant ou autour des habitations, les aliments de mauvaise qualité, les excès de table, l'ivrognerie, le défaut d'habillement propre à chaque saison, les travaux, n'importe de quelle nature, poussés au-delà des forces naturelles, les veilles trop prolongées, les concentrations d'esprit trop fortes, les affections tristes de l'âme, comme la crainte, la frayeur, etc. Ces enseignements de la médecine, et surtout de l'hygiène, seront donc pris en grande considération 1° par l'autorité chargée de veiller à la santé publique; 2° par les chefs de famille intéressés à la conservation des leurs; 3° par les chefs d'ateliers, par ceux des fabriques, des manufactures, responsables vis-à-vis des ouvriers, des maladies que ceux-ci pourraient contracter par le fait de l'insouciance, de la négligence ou de l'incurie du maître; 4° enfin, par les citoyens eux-mêmes, qui, dans leur intérêt propre comme dans l'intérêt général, doivent obéissance et respect aux lois hygiéniques, aux règlements sanitaires du pays qu'ils habitent.

Conseils hygiéniques aux administrations publiques.

L'indication des mesures pophylactiques à opposer au choléra étant le point important, le but principal de mon travail, qu'il me soit permis de revenir et d'insister sur les circonstances qui viennent d'être énumérées ; que je puisse en ajouter quelques autres, et les considérer toutes comme autant de causes débilitantes, dangereuses par conséquent. Afin d'être aussi complet que possible, afin de ne rien oublier, je diviserai mes conseils en ceux qui sont du ressort de l'autorité, ceux qui appartiennent aux chefs de famille ou d'ateliers, et ceux qui s'adressent à l'individu, au citoyen, seul ou isolé.

a. Tout gouvernement sage et paternel, devant avoir, sous son autorité et à sa disposition, un conseil de salubrité publique, composé d'hommes éclairés, instruits et compétents, doit s'adresser à ce conseil aussitôt qu'une épidémie quelconque menace de faire irruption, soit en se développant au sein du pays lui-même, soit en s'avançant peu à peu des pays circonvoisins, afin d'avoir et de mettre promptement à exécution les moyens capables d'anéantir le mal à sa source (VOIR mon *Manuel d'hygiène*); afin de l'arrêter dans sa marche si son irruption n'a pu être empêchée, afin de l'attaquer convenablement, de le rendre moins meurtrier, si son existence doit avoir quelque durée.

Admettant, comme fait, ce qui n'est pas toujours, malheureusement, que la capitale, la ville, le canton, la commune, le village, le hameau, qui sont menacés d'une épidémie, sont bâtis tous sur un sol choisi d'avance, présentant toutes les conditions de bien-être matériel et moral ; admettant également que les maisons qui les composent n'ont pas une hauteur démesurée, que les rues qui les divisent en places ou quartiers sont suffisamment larges et parfaitement pavées ; que les cours sont suffisamment spacieuses, l'écoulement des eaux pluviales et ménagères facile; que les puits et puisards ont été établis en nombre nécessaire; que les caves sont bien aérées, les rez-de-chaussée pas trop bas ni trop humides, l'autorité aura encore à faire étudier par le comité de salubrité une foule de questions que je vais rapidement passer en revue.

Les maisons sont élevées sur un sol exempt d'humidité; mais ont-elles une hauteur convenable, et peut-on les abaisser, si besoin est, dans l'intérêt général? Leur construction a-t-elle assez de largeur, et permet-elle de donner aux logements qui la composent une dimension en rapport avec le nombre de locataires? On sait qu'un espace de 15 mètres cubes d'air au moins est nécessaire pour chaque individu. Mais trouve-t-on cet espace dans les logements du rez-de-chaussée, des entresols, des passages, des impasses, etc.? Où ne voit-on pas l'agréable et la vanité préférés à l'utile, c'est-à-dire la grandeur d'un salon, la beauté d'une salle à manger établies aux dépens d'une chambre à coucher, pièce généralement trop étroite, où l'on passe cependant presqu'un tiers de sa vie. Les croisées qui les éclairent sont-elles en assez grand nombre? sont-elles placées à hauteur et à distance convenables? Les cuisines sont-elles suffisamment grandes, suffisamment éclairées, et les cheminées, les fourneaux qui s'y trouvent sont-ils pourvus de tuyaux d'air ou d'appel capables d'entraîner au-dehors toutes les odeurs, les gaz, les vapeurs provenant des aliments, des combustibles, des lavages, etc.? Les cours qui séparent entre eux les différents corps de bâtiments sont-elles assez spacieuses pour permettre à l'air de circuler, aux rayons du soleil de pénétrer dans l'intérieur des appartements, et surtout des pièces qui servent de chambre à coucher? Rien ne s'oppose-t-il, dans ces mêmes maisons, à l'écoulement complet des eaux pluviales et ménagères? Les puits et puisards reçoivent-ils des eaux autres que celles dites *pluviales*, et dans le cas contraire, quels moyens à mettre en pratique pour obvier à tous les inconvénients, à tous les dangers d'eaux ménagères, d'eaux de lavages, s'épanchant et résidant ainsi dans les réservoirs dont il vient d'être question.

L'eau renfermée dans les puits ou puisards, en supposant que les uns et les autres soient sains, est-elle de bonne qualité, peut-elle être bue sans danger, peut-elle cuire les légumes, servir aux savonnages, etc.?

Les caves, établies sous les bâtiments, dans le double but d'utilité et de préservatif contre l'humidité des rez-de-chaussée, sont-elles pourvues d'un nombre suffisant de soupiraux, et ceux-ci sont-ils assez larges? La matière première pour la construction, la pierre, est-elle susceptible d'être promptement imprégnée, traversée par l'humidité du sol? Les rez-de-chaussée sont-ils assez élevés pour être habitables? ne sont-ils pas insuffisamment éclairés, insuffisamment aérés, et un courant d'air abondant, convenable, balaye-t-il l'humidité qui se trouve entre le sol et le planchéiage?

La demeure des portiers, si souvent bien nommée *loge*, à cause de sa mauvaise disposition, de son étroitesse, de son peu de hauteur, de sa privation d'air et de lumière, ne doit-elle pas toujours être salubre et habitable, et tout *portier* ou *concierge* n'a-t-il pas droit à autre chose qu'aux véritables chenils que l'on trouve, en trop grand nombre, dans les grandes villes, à Paris principalement?

Les couloirs ou allées, les escaliers, les paliers ont-ils une largeur, une pente, une dimension telles que l'air y circule abondamment, que l'ascension et les mouvements y soient faciles?

Les gargouilles pratiquées sous les allées et sur les bas côtés des portes cochères ont-elles une pente qui permette le complet écoulement des eaux pluviales, ménagères ou de lavages ?

Les lieux d'aisances sont-ils placés et entretenus de manière à ne nuire à personne, ni par leur voisinage, ni par leur odeur? Les courants d'air y sont-ils pratiqués en assez grand nombre? Les tuyaux de conduite, par leur position, ne gênent-ils aucun des locataires? Les fosses sont-elles en bon état? ne sont-elles pas trop profondément situées, au-dessous des premières et même des secondes caves, comme cela se voit dans certains quartiers de Paris? leurs parois ne laissent-elles rien suinter ou filtrer dans les murs, puits ou puisards voisins? Dans les maisons où toutes ces conditions d'hygiène n'existeraient pas, ou ne pourraient pas être remplies, surtout en ce qui se rattache aux fosses elles-mêmes, ne serait-il pas convenable de remplacer celles-ci par des fosses dites *mobiles-inodores*, et ce mode de vidanges ne devrait-il pas être généralement adopté, prescrit même par les lois ou règlements relatifs à la construction des habitations ?

La police surveille-t-elle activement le moment des vidanges, et celles-ci se font-elles avec toutes les précautions nécessaires, indispensables à la sûreté et à la conservation des hommes chargés d'une opération aussi pénible que dangereuse ? Tout a-t-il été prévu pour rendre le travail facile et non incommode aux habitants de la maison, à ceux du voisinage ? Enfin les écuries, les étables, tous les animaux de basse-cour sont-ils établis assez loin de l'habitation principale pour que leur voisinage, leurs immondices, leur fumier, ne nuisent en aucune manière ?

Telles sont les nombreuses questions que l'autorité doit adresser à son conseil de salubrité, en tous temps, pour être d'accord avec les lois de l'hygiène publique, mais surtout dans un temps d'épidémie, où la santé générale peut être compromise. Ces questions doivent être résolues de suite, franchement, loyalement, sans jamais prendre en considération l'intérêt particulier ou privé, intérêt trop souvent dirigé par la cupidité, l'ignorance ou le froid égoïsme.

Il est encore une question que j'ai négligée, c'est celle de l'opportunité d'un jardin attaché à chaque maison. Certes, la salubrité du terrain consacré à la culture de quelques grands arbres, de certains arbrisseaux, d'une grande quantité de fleurs et d'arbustes, ne saurait être mise en doute par personne. Mais pour que cette salubrité existe, il faut que les jardins ne soient pas trop rétrécis, trop exigus; qu'ils ne soient pas trop rapprochés des maisons, que l'air y abonde, que le soleil y plonge facilement ses nombreux rayons. Autrement, ces lieux dits d'agrément, de repos et de plaisir, deviennent nécessairement des voisins incommodes, malsains, en raison de l'humidité qu'ils laissent échapper et qu'ils répandent autour d'eux. L'autorité ne peut donc imposer des conditions d'hygiène aussi larges, aussi coûteuses aux citoyens, à ceux surtout qui habitent les grandes villes. Là, le terrain est trop précieux, trop cher pour de simples particuliers. L'autorité seule, tenant les deniers de tous, doit, dans la sphère de ses attributions et de son devoir protecteur, établir çà et là, au milieu des grandes agglomérations d'hommes, toutes les plantations d'arbres, de jardins et de promenades qui sont nécessaires, non seulement à l'entretien de la santé publique, mais qui contribuent encore, par leur disposition et par leur symétrie, à l'agrément, à la beauté des cités et des villes.

D'immenses réservoirs d'eau, avec jets et cascades, un grand nombre de bornes-fontaines, servant à l'arrosage et au lavage de la voie publique, le pavage des rues en chaussées, le dallage des promenades, le relèvement des ruisseaux ou la construction de ceux-ci en espèces de gargouilles; l'établissement et l'entretien des trottoirs le long des monuments publics, ceux des égouts, des latrines gratuites, des guérites, des encoignures disposées convenablement pour l'épanchement de l'urine, sont encore des conditions de salubrité, de propreté et de morale qui doivent rester à la charge de tous et sous la responsabilité de l'autorité. A cette dernière également revient chaque jour le balayage et le nettoyage des marchés, des places, des promenades, etc.

Conseils hygiéniques aux propriétaires et aux chefs de famille.

Si, avant la construction d'une habitation quelconque, il est facile d'en établir le plan; si le plan, après son exécution, n'exige, de la part des locataires, que les soins les plus ordinaires de propreté et d'entretien, pour conserver à cette habitation tous les avantages et toutes les commodités d'une vie confortable et bien entendue, il n'en est pas de même des maisons anciennes, mal bâties, trop élevées, trop entassées les unes près des autres, qu'il faudrait nécessairement abattre, pour obéir à une hygiène vraiment humanitaire, mais qu'il faut souvent respecter, non par des raisons toujours dictées par l'amour de la possession, mais imposées par des difficultés matérielles incontestables. De là les conseils qui vont suivre, et qui s'adressent plus particulièrement aux chefs de famille, aux industriels, aux fabricants, manufacturiers, à tous ceux enfin qui ont intérêt à conserver la vie, la santé et la force de leurs parents, de leurs amis, de leurs ouvriers.

Toute maison neuve ou ancienne, mais bâtie de manière à rendre le moins mauvaises possible l'existence et la santé de ses habitants, doit être, tous les deux ou trois jours, en temps ordinaire, et tous les jours en temps d'épidémie imminente ou déclarée, visitée dans toutes ses pièces, nettoyée dans toutes ses parties. L'eau qui devra servir au lavage des cours, des gargouilles, des escaliers, devra être propre, limpide et non déjà chargée de corps étrangers. Ce soin devra être apporté surtout pour l'arrosage des rues, des devantures de maisons et de boutiques. On ne saurait trop s'élever contre cette sale et dégoûtante habitude que prennent certaines personnes de se servir de l'eau du ruisseau pour laver et arroser la voie publique. Loin de remplir le but voulu par l'autorité, loin d'obvier aux nombreux inconvénients qui résultent de la malpropreté, on superpose, en faisant ainsi, toutes les causes d'insalubrité déjà existantes.

Chaque portion de rue longeant une maison, un magasin, une boutique, devra être balayée chaque jour et de bonne heure, par les soins et sous la responsabilité du propriétaire ou du locataire. Les immondices, amoncelées de distance en distance, seront aussitôt enlevées par une entreprise particulière, responsable aussi devant l'autorité des fautes ou négligences apportées dans son service.

Chaque jour aussi, une fois au moins, plusieurs fois s'il le faut, les ordures provenant du balayage des cours, des allées, des escaliers; les immondices dues aux enfants, aux animaux domestiques, seront enlevées et transportées loin des habitations. Ces derniers, les animaux domestiques, ne doivent, sous aucun prétexte et dans aucun temps, être renfermés ou vivre dans l'intérieur des habitations.

Les escaliers seront tenus propres, et ils peuvent l'être sans être frottés, sans recourir à ce luisant, à ce poli d'une glace qui fait d'autant de marches une cause de chute ou d'accident. Aujourd'hui, que des mélanges résineux, que des mastics préparés exprès et brillants après leur application, mais non glissants, sont préparés partout et à la portée de tous par la modicité de leur prix, on ne comprend plus la fureur du frottage et la manie du *casse-cou* de la vieille routine, frottage et casse-cou que l'on trouve encore, le croirait-on, dans les hôpitaux, dans les lieux où des malades, des blessés, se promènent suspendus sur des béquilles !

Le lavage des lieux d'aisances sera impérieusement imposé chaque jour. On exigera de même la visite des tuyaux de conduite destinés aux latrines, aux eaux pluviales et ménagères, afin de s'assurer de l'état dans lequel ils sont, afin de voir si cet état permet le facile écoulement des liquides, si rien n'arrête ces derniers, si enfin des engorgements ne se font pas.

Les croisées des escaliers, celles des logements seront pourvues de carreaux en bon état. L'ouverture et la fermeture des unes et des autres se feront de manière à donner à chacun la facilité de se garantir du froid ou de la trop grande chaleur, de renouveler l'air intérieur autant qu'il en sera nécessaire.

Tout le monde sait que le méphitisme des fosses d'aisances est considérablement augmenté par un séjour trop prolongé des matières excrémentitielles ; mais ce méphitisme devient des plus dangereux par la présence ou l'addition dans la fosse des eaux de savon et de ménage. Un propriétaire ne saurait donc porter trop d'attention à cette infraction aux lois d'une bonne salubrité.

Les foyers, cheminées, poëles ou calorifères doivent être établis de manière à dévorer le moins possible de combustible, à répandre une chaleur douce, modérée et constante, à ne laisser dans l'appartement aucune odeur, aucun gaz, aucune vapeur nuisibles à la respiration, à la santé. Toutes ces conditions sont facilement remplies aujourd'hui que l'on sait parfaitement puiser, au dehors, de l'air froid qui sert d'abord à alimenter les foyers, qui s'échauffe et se répand ensuite dans l'appartement ; maintenant que l'on sait encore pratiquer, dans les parties supérieures des croisées, des ouvertures, des vasistas faciles à fermer ou à mouvoir, et propres à l'échappement de l'air trop chaud, à l'entrée d'une certaine quantité d'air frais.

Les cuisines demandent aussi de grands soins de propreté. Sans être friand ou très fin gastronome, l'estomac qui a faim repousse tout aliment sorti d'une cuisine sale, malpropre et répandant une odeur désagréable. Les mets les plus exquis, les plus rares et les plus recherchés ne sauraient exciter l'appétit si on les a vus déposés sur des fourneaux non polis, non luisants, ou sur des tables maculées par des taches de graisse, ou encore s'ils ont été préparés dans des vases ternes, noircis, mal étamés, ou si, enfin, les pierres d'évier, manquant d'une pente suffisante, d'un tuyau se dégageant au dehors, ont un aspect gras et repoussant.

Le poisson, la marée, tous les aliments à odeur forte ne doivent pas non plus séjourner dans l'intérieur des cuisines. A côté, à la proximité de ces dernières, doivent être placés des réservoirs ou *garde-mangers;* là seulement doit être déposé tout ce qui peut être conservé.

Les caves réclament encore la surveillance du maître, et cette surveillance est surtout indispensable quand, et cela se voit souvent, ces dépendances des habitations servent de lieu de dépôt à des légumes, à des fruits, des racines, des corps gras ou tout autre ingrédient culinaire qui demande, pour se conserver quelque temps, une température fraîche en été, une chaleur légèrement tiède en hiver.

Tout ce qui vient d'être dit des maisons particulières ou privées est entièrement applicable aux hôpitaux, hospices, prisons, colléges, pensions, hôtels meublés, maisons garnies, logements garnis ou tout simplement aux *garnis*. Ces lieux de réunions plus ou moins grandes, d'encombrements plus ou moins considérables, doivent entretenir dans l'âme de l'autorité une incessante sollicitude. Là, en effet, naissent à chaque instant des causes de malpropreté, des causes d'insalubrité qu'il faut se hâter de détruire. Un jour, et quelquefois moins, de retard dans la surveillance habituelle, peut amener les conséquences les plus fâcheuses, les plus difficiles à réparer. Un hôpital encombré de malades, un hospice rempli de vieillards et d'infirmes, une prison regorgeant de malheureux, ne tardent pas à devenir des séjours dangereux et mortels par l'infection qui s'y développe, par les maladies qui s'y déclarent. Qui ne prévoit qu'il en serait absolument de même, dans un espace de temps un peu plus long, d'un collége, d'une pension où tous les soins hygiéniques ne seraient pas chaque jour scrupuleusement et religieusement apportés. Mais ce qui doit surtout et en tout temps appeler l'attention de l'autorité, ce sont les *garnis*, ce sont ces habitations ordinairement mal bâties, mal éclairées, étroites, situées dans les lieux les plus malsains d'une cité ou d'une ville; habitations dont les divisions ou chambres, basses, sales, mal abritées, renferment un nombre considérable de bons et honnêtes travailleurs, lesquels, par force, par misère ou par un faux calcul d'économie, s'entassent pêle-mêle, se compriment et se serrent les uns contre les autres, souvent sans se connaître, et sans prévoir que, là, leur santé s'altère; que, là, leur force perd de son énergie; que là, enfin, ils absorbent chaque nuit le germe d'une maladie toujours trop grave, toujours trop longue pour leurs économies et leur avenir.

Conseils hygiéniques aux chefs d'ateliers, de manufactures, etc.

Ce qui précède abrégera, on le voit d'avance, les conseils à donner aux chefs d'ateliers, aux fabricants, aux manufacturiers, touchant les soins hygiéniques et paternels dont ils doivent entourer leurs ouvriers. Les uns et les autres puiseront abondamment dans tout ce qui vient d'être dit. Qu'il me suffise de signaler à leur attention les conditions que doivent présenter leurs ateliers, leurs usines, leurs manufactures, pour assurer aux intelligences, aux bras, aux corps qui agissent et se meuvent en tous sens pendant les heures de travail, une force, une résistance que demandent les intérêts et l'avenir de tous, maîtres et ouvriers.

Et d'abord, la malpropreté des choses qui nous entourent, qui nous abritent, nous recouvrent, nous nourrissent ou nous impressionnent en quelque façon que ce soit, étant l'origine, la source des maux ou maladies physiques qui, peu à peu, ruinent notre corps, affectent notre moral, il est de la première urgence d'éviter, d'empêcher cette malpropreté dans les choses et dans les personnes. Les choses, c'est-à-dire les ateliers, les fabriques, les usines, les manufactures, seront tenues proprement par des balayages, des lavages souvent répétés. L'air y sera contenu dans une quantité et une proportion calculées sur le nombre des ouvriers employés. Cet air y sera suffisamment échauffé en hiver, et souvent renouvelé dans toutes les saisons par des ventilateurs convenablement établis et assez nombreux pour qu'aucun miasme méphitique ne puisse rester stationnaire.

Le froid humide étant une des principales causes favorables au développement du choléra, les ouvriers devront être invités à se vêtir chaudement et à approprier à la saison la nature de leurs habits de travail ou de repos. Ils devront également être avertis des dangers qui résultent des changements brusques de température. On leur dira que le passage subit du chaud au froid entrave ou suspend les fonctions de la peau; qu'un dérangement quelconque de l'estomac ou du ventre peut être l'effet d'une transpiration trop promptement supprimée; que ce dérangement est une cause de débilité, de faiblesse générale, et qu'enfin cette débilité, cette faiblesse prédisposent singulièrement à toute épidémie régnante, au choléra, si c'est cette maladie qui menace d'éclater ou qui a éclaté.

L'influence fâcheuse et bien connue d'un dérangement survenu dans les facultés digestives est un avertissement pour la classe ouvrière d'être sobre dans ses repas, de faire ceux-ci avec des aliments de bonne qualité, faciles à digérer, de les renouveler souvent et de les prendre en petite quantité chaque fois. Les excès dans le travail et les plaisirs, la débauche, l'ivrognerie, les querelles, les disputes, les luttes plus ou moins sanglantes qui en résultent, étant encore des causes de débilité, les ouvriers seront exhortés par des avis sages et des conseils paternels, à vivre tous ensemble en hommes qui s'aiment, qui se respectent et qui veulent conserver le titre d'honnêtes et de bons citoyens.

Les intempéries du temps et des saisons, la poussière, le gaz, les vapeurs, les odeurs qui se détachent et se dégagent des substances animales, végétales ou minérales mises en œuvre dans les diverses industries, exerçant sans cesse leur influence plus ou moins nuisible sur la classe ouvrière, celle-ci pourra être sauvegardée par la sollicitude du maître. Ce dernier devra donc porter son attention sur les modes de clôture, de fermeture, d'éclairage, de ventilation pratiqués dans ses ateliers, et mettre les uns et les autres d'accord avec les lois d'une bonne salubrité, d'une bonne hygiène. On ne saurait ici invoquer la dépense pour retarder les améliorations, les perfectionnements voulus. Un ouvrier malade, deux bras qui n'agissent plus, c'est souvent une famille qui souffre, des enfants qui attendent le pain de la journée. Quand dix, vingt bras sont absents, c'est souvent aussi un atelier qui languit, un manufacturier qui se ruine peu à peu, qui ne peut tenir ses engagements et qui succombe sous le poids de la concurrence.

Les ouvriers, sous la recommandation du patron et sous la surveillance du contremaître, devront porter, dans les heures de travail, par-dessus leurs vêtements ordinaires, un autre vêtement d'un tissu serré et peu perméable, facile à ôter, fermant exactement au cou et aux poignets. Ce vêtement devra être retiré pour sortir de l'atelier, pour aller prendre les repas ou jouir des heures de repos.

Un ou deux bains généraux par semaine, des lotions chaque jour de toutes les parties du corps qui se trouvent en contact avec la substance travaillée, ou qui sera exposée à la vaporisation ou à l'émanation de cette dernière ; le lavage des mains avant chaque repas et à la fin de chaque journée, seraient encore des précautions à faire prendre, à exiger de l'ouvrier qui serait assez insouciant, assez peu éclairé pour négliger ses propres intérêts de conservation. J'insiste, et l'on doit insister sur tous ces détails, sur tous les soins de sa personne, car la malpropreté est la cause, la source la plus grande d'insalubrité.

Dans les ateliers où l'on travaillera des matières animales, ou toute autre substance capable de corrompre et de putréfier l'air, on mettra à la disposition de l'ouvrier tous les moyens de désinfection qui sont dus à la chimie. Au premier rang de ces agents désinfectants se trouvent les chlorures alcalins, et en particulier le chlorure de chaux et le chlorure de soude.

Conseils d'hygiène privée.

Peu de chose me reste à recommander à l'homme considéré isolément, et qui craint ou redoute une épidémie régnante ou prête à éclater. En effet, en lui faisant remarquer qu'il trouvera dans les paragraphes qui viennent de passer sous ses yeux beaucoup de conseils qui lui sont applicables, les avis suivants seront suffisants pour sa tranquillité, pour son repos et la conservation de sa santé.

Conserver ses habitudes, n'y rien changer quand elles sont bonnes et régulières ; faire des repas plutôt légers que copieux, plutôt fréquents que trop éloignés ; choisir des aliments de facile digestion, préférer les fruits et les légumes cuits, manger ces derniers plutôt en purée que dans leur entier (cette recommandation est faite surtout à l'occasion des haricots, des lentilles, des pois, etc.) ; tenir compte, avant de se mettre à table, de l'état de plénitude et de besoin de l'estomac ; surveiller la régularité des évacuations intestinales ; se garantir du froid et de l'humidité, mais surtout du froid humide (cause la plus prédisposante à l'invasion du choléra) en se couvrant d'habits toujours parfaitement secs et toujours un peu plus qu'un peu moins chauds, afin d'entretenir, d'activer légèrement les fonctions de la peau; prendre des précautions contre les changements brusques de température, éviter le passage subit du chaud au froid; après les repas, préférer l'exercice, la promenade, au repos assis ou couché; ne jamais se mettre au lit ayant les pieds froids; enfin, dans les cas d'un refroidissement plus ou moins brusque, plus ou moins inattendu, difficile d'ailleurs à expliquer dans sa cause, dans son origine, boire quelques tasses de thé, de tilleul, de feuilles d'oranger ou de toute autre plante aromatique, afin d'exciter, de ranimer la circulation générale; tel sera l'ensemble de tout ce qu'il y a de plus sage, de plus rationnel à faire, à pratiquer chaque jour.

Spécifiques du choléra.

Enfin, et pour terminer, y a-t-il un spécifique, un remède certain à opposer au choléra? Le chlore, les chlorures, le camphre, un aromate quelconque porté dans la poche, suspendu au cou dans un sachet; une liqueur, une forte infusion de camomille ou de menthe poivrée, un élixir, un opiat pris le matin à jeun ou plusieurs fois dans la journée, ou bien le soir en se mettant au lit, peuvent-ils infailliblement, invariablement préserver d'une épidémie imminente ou déclarée? Depuis seize ans que nous n'avons point été visités par le fléau qui sévit en ce moment en Russie, en Allemagne, en Angleterre et ailleurs encore, la science a-t-elle trouvé une panacée certaine et partout désirée? les gouvernements ont-ils inventé autre chose que les quarantaines, les cordons sanitaires pour arrêter le mal dans sa marche insolite?

A toutes ces questions il faut répondre par *non*, car avant tout il faut être vrai, il faut être sincère, il faut mettre un frein à la cupide effronterie des prôneurs et des marchands de préservatifs; il faut avertir le public de la spéculation honteuse et coupable établie par quelques uns sur sa bonne foi, sur sa crédulité; il faut enfin dire à ce même public, et lui dire bien haut, souvent, partout, que le sang-froid, le courage, la force d'âme, un bon régime, une vie régulière, sont les moyens les plus raisonnables, les plus efficaces pour se garantir du choléra, comme de tous les maux qui, à des époques plus ou moins éloignées, sous des formes plus ou moins semblables, portent l'épouvante parmi les populations, déciment l'espèce humaine.

TABLE DES MATIÈRES.

LETTRE A UN AMI. 5

CHAPITRE Ier. — Signes qui peuvent faire reconnaître le début du choléra. 11

Symptômes précurseurs 13

— essentiels ou caractéristiques. . . 14

État de la langue et de l'estomac 15

Évacuations intestinales 16

État du ventre, de la circulation, de la respiration et de quelques autres appareils d'organes. 16

— des membres ; apparition des crampes . 17

Abattement général. 18

Symptômes graves. 19

Réflexions. 20

CHAPITRE II. — Traitement du choléra à son début 22

Le choléra est-il contagieux ? 22

Traitement moral, préservatif. 25

— des cholériques réunis en plus ou moins grand nombre 31

CHAPITRE III. — Convalescence. 37

CHAPITRE IV. — Conseils, prophylaxie ou moyens à mettre en usage pour se préserver du choléra. 42

Opinions diverses sur la nature et les causes du choléra. 42

Conseils hygiéniques aux administr. publiques. 46

— aux propriétaires et aux chefs de famille. 55

— aux chefs d'ateliers, de manufactures, etc. 62

Conseils d'hygiène privée 68

Spécifiques du choléra. 69

www.ingramcontent.com/pod-product-compliance
Ingram Content Group UK Ltd.
Pitfield, Milton Keynes, MK11 3LW, UK
UKHW020322220726
13923UKWH00003B/1305